RECHERCHES TOXICOLOGIQUES.

DE LA

PRÉSENCE DES POISONS MINÉRAUX

DANS LE SYSTÈME NERVEUX

A LA SUITE DES EMPOISONNEMENTS AIGUS;

MÉMOIRE

SUR LE

TRAITEMENT DES MATIÈRES ORGANIQUES,

EN VUE DE LA RECHERCHE DES POISONS:

PAR M. C. ROUCHER,

Docteur en médecine, pharmacien aide-major.

PARIS,

IMPRIMÉ PAR HENRI ET CHARLES NOBLET.

RUE SAINT-DOMINIQUE, 56.

1852

RECHERCHES TOXICOLOGIQUES.

I.

DE LA PRÉSENCE

DES

POISONS MINÉRAUX DANS LE SYSTÈME NERVEUX

A LA SUITE DES EMPOISONNEMENTS AIGUS.

Dans son ensemble, la question concernant la fixation des substances minérales sur les centres nerveux, à la suite des empoisonnements, ne paraît pas avoir été l'objet d'un examen spécial. Elle a été seulement soulevée d'une manière passagère par M. Flandin (*Traité des poisons*), et cet auteur conclut à l'absence de toute matière minérale toxique au milieu du système nerveux après l'ingestion de celle-ci dans l'économie.

Ce n'est pas qu'à différentes époques les expérimentateurs n'aient annoncé isolément avoir retrouvé dans le cerveau ou la moelle épinière, telle ou telle substance métallique, dont l'action avait déterminé plus ou moins rapidement la mort. Ainsi, M. Orfila, et d'autres après lui, ont depuis longtemps signalé l'existence de traces d'arsenic dans le cerveau d'animaux empoisonnés par l'acide arsénieux. M. le Dr Strohl, de Strasbourg, en examinant la moelle épinière d'un lapin empoisonné par le sulfate de cuivre, y a retrouvé ce poison, sans avoir pu le rencontrer dans le cerveau du même animal.

M. Devergie a extrait de ce dernier organe, à la suite d'une encéphalopathie saturnine chronique, une quantité de plomb plus considérable que celle existant à l'état normal. Récemment, MM. Chatin et Bouvier ont retiré une quantité appréciable de plomb toxique du cerveau d'un homme ayant succombé brusquement à une encéphalopathie saturnine aiguë. Mais les résultats de ce genre les plus frappants, bien qu'ils aient plutôt rapport aux cas d'intoxication lente, sont ceux consignés par M. Millon dans son travail sur la permanence de l'antimoine au sein des organes vivants. Ce chimiste distingué a vu l'antimoine se condenser sur le cerveau en plus grande proportion que sur le foie, lorsque la mort frappe les animaux au milieu d'un cortège de symptômes nerveux qui indiquent le siège principal du poison. A part ces faits, de date récente, tous ceux rapportés à ce sujet sont peu concluants, malgré leur nombre. En présence des assertions contradictoires des différents auteurs, et de l'imperfection des procédés de recherches sur lesquels elles s'appuient, il est impossible d'accorder aux résultats annoncés une confiance entière. Nulle part, d'ailleurs, les faits ne sont groupés de façon à en faire ressortir la valeur au point de vue qui nous occupe.

Les essais que nous avons poursuivis sur cette matière en 1849 sont malheureusement incomplets, et il n'a pas dépendu de nous qu'ils ne fussent poussés aussi loin que le comportait l'intérêt du sujet ; mais, tout imparfaits qu'ils soient, ils pourront faire sentir qu'il y a des résultats positifs à attendre de travaux entrepris en ce sens d'une manière suivie.

Dans deux expériences faites sur l'arsenic, nous en avons retrouvé chaque fois une quantité appréciable dans le cerveau des chiens empoisonnés par cette substance; résultat qui s'accorde avec ceux de M. Orfila.

Le mercure a été constamment retrouvé dans le cerveau des chiens ayant succombé à l'action du sublimé corrosif. Trois expériences ont présenté à cet égard la même certitude. La matière cérébrale aurait été dissoute dans l'acide chlorhydrique, attaquée par l'acide azotique, et la liqueur concentrée, ne renfermant plus d'acide azotique, traitée par une lame de cuivre, sur laquelle était venu se déposer le mercure. La lame de cuivre, lavée à l'alcool et à l'éther, et séchée avec soin, était chauffée dans un petit tube fermé à une extrémité; le mercure formait, à une petite distance, un anneau métallique dont on distinguait les globules à l'œil nu, ou bien à l'aide de la loupe ou du microscope.

Le cuivre a été retrouvé cinq fois sur six, à la suite des empoisonnements par le sulfate de cuivre à diverses doses. Trois fois le métal a été pesé, et sa proportion a varié entre $\frac{3}{10000}$ et $\frac{10}{10000}$. Le cerveau des chiens non empoisonnés par un sel de cuivre n'a jamais pu fournir une quantité appréciable d'oxyde de cuivre. Ceci se concevra aisément, si l'on songe que M. Lassaigne n'a pu extraire dernièrement de la totalité de l'encéphale de l'homme qu'un demi-milligramme de cuivre, et que le poids du cerveau d'un chien de moyenne taille ne s'élève pas à plus de 60 à 80 grammes. Dans nos expériences, le cuivre a été recherché en faisant dissoudre les organes dans l'eau régale, évaporant la liqueur à siccité, et incinérant le résidu avec le plus grand soin. Les cendres étaient traitées par l'acide azotique; la solution, étendue et filtrée, était évaporée pour chasser l'excès d'acide, puis précipitée par une solution d'acide sulfhydrique. Le précipité, attaqué par quelques gouttes d'eau régale, était ensuite traité par l'acide sulfurique, pour séparer le plomb normal qui aurait pu s'y trouver, et le sulfate de cuivre était enfin calciné, afin d'obtenir l'oxyde de cuivre libre.

Une seule fois, le plomb a été recherché dans le cerveau d'un chien empoisonné par 10 grammes d'a-

cétate de plomb, et mort en trois jours après la liga-
ture de l'œsophage. Le cerveau, pesant 80 grammes,
a fourni plus de 0^{gr},001 de sulfate de plomb par-
faitement caractérisé, et obtenu à l'aide d'un procédé
employé pour la recherche du cuivre. Évidemment,
cette proportion est tout-à-fait extra-normale. M. Lassaigne n'a pu retirer en tout que 0^{gr},0001 de plomb
de la masse totale du cerveau, chez un homme mort
à la suite d'une maladie de plomb ancienne ; et MM.
Chatin et Bouvier estiment à 0^{gr},00025 la quantité
de plomb toxique contenue dans le cerveau du sujet
qu'ils ont examiné.

Les quatre substances métalliques sur lesquelles
ont porté ces essais, c'est-à-dire l'*arsenic*, le *mercure*,
le *cuivre* et le *plomb*, se sont donc toutes rencontrées
dans l'encéphale. Il est vrai qu'elles se rencontrent
également au sein des autres tissus, et leur existence
simultanée a été constatée dans les muscles en particulier, pendant le cours des expériences qui font
l'objet de cette note. C'est un fait qui semble aujour-
d'hui assez bien prouvé, que les médicaments et les
poisons se disséminent d'une manière générale, quoique plus ou moins inégale, dans l'économie ; mais il
est rationnel d'admettre que le fait de leur présence
dans le système nerveux doit influencer beaucoup
plus sensiblement l'organisme, et avoir une part plus
large dans l'appréciation de leur action sur les corps
vivants, que le fait de leur passage à travers les organes
moins essentiels de la vie. Ces réflexions tendraient
à assigner aux substances métalliques un mode d'action
qui n'a peut-être pas fixé l'attention des physiolo-
gistes d'une manière spéciale, et qui peut, néanmoins,
offrir quelque intérêt. Il est probable que des expériences bien dirigées amèneront à reconnaître que le plus
grand nombre des poisons minéraux arrivent jusqu'aux centres nerveux dans les cas d'intoxication
aiguë, et qu'ils jouent un rôle dans certaines formes
des empoisonnements auxquels ils donnent lieu.

II.

MÉMOIRE

SUR LE TRAITEMENT DES MATIÈRES ORGANIQUES,

EN VUE DE LA RECHERCHE DES POISONS.

Pendant le cours d'une série d'études toxicologiques qui nous ont mis à même d'employer les procédés de traitement des matières organiques le plus en usage, nous avons eu occasion de faire sur chacun d'eux des observations qui sont de nature à en faire apprécier la valeur relative, plus complètement peut-être qu'il n'est possible de le faire en recourant aux mémoires séparés publiés sur ce sujet. Cette considération, jointe à quelques faits qui nous sont propres, nous a déterminé à faire connaître les résultats les plus généraux auxquels nous a conduit la pratique.

Parmi les différents modes de traitement des substances d'origine organique que l'on a successivement appliqués à la recherche des matières minérales qui peuvent s'y trouver associées, il n'en est pour ainsi dire aucune qui ne se rattache à l'une des trois méthodes suivantes:

1° *Dissolution* de la substance organique, en tout ou en partie, le plus souvent accompagnée d'une destruction plus ou moins profonde opérée au sein de la liqueur;

2° *Carbonisation* et lavage du charbon obtenu, à l'aide de liquides appropriés, pour lui enlever les substances minérales à retrouver;

3° *Incinération* et examen direct de la partie minérale devenue accessible à l'action des réactifs servant à la caractériser.

Disons-le immédiatement, la carbonisation est, de toutes les méthodes d'analyse, celle qui offre le moins de garanties, quand il s'agit de l'appliquer seule d'une manière précise au genre d'essais qui nous occupe. Elle laisse, quoi que l'on fasse, une portion notable du corps à décéler opiniâtrement fixée sur le charbon; et celui-ci en reste imprégné quelquefois d'une manière tellement tenace, que, si l'on vient à le brûler pour mettre à nu la matière inorganique, cette dernière se concentre sur le charbon non encore consumé, au fur et à mesure que l'incinération avance. C'est ce que les faits suivants mettront hors de doute pour le cuivre, par exemple.

I.—100 grammes de foie humain, traités par l'acide sulfurique, afin d'y retrouver 0 gr. 005 d'oxyde de cuivre ajoutés à l'avance avec quelques grammes d'acide chlorhydrique, ont fourni un charbon sec que l'on a chauffé jusqu'au rouge obscur. Le charbon a été lavé deux fois à l'eau régale, une fois à l'acide chlorhydrique concentré, deux fois à l'acide chlorhydrique faible, et plusieurs fois à l'eau distillée bouillante, de façon à épuiser sur lui plus d'un litre d'eau de lavage. Les liqueurs réunies, et réduites par évaporation à un petit volume, puis traitées par l'acide sulfhydrique, n'ont donné qu'un très-faible précipité gris blanchâtre. Ce précipité, repris par l'eau régale, évaporé à siccité, dissous dans l'acide chlorhydrique, et précipité de nouveau par l'acide sulfhydrique, s'est changé en sulfure de cuivre, d'où l'on a extrait tout au plus un milligramme et demi d'oxyde. D'une autre part, le charbon lui-même a été incinéré complètement. Le résidu, dissous dans l'acide chlorhydrique faible, et traité par l'acide sulfhydrique, a fourni un précipité noir bien plus abondant que le précédent; car, après sa transformation en oxyde, il pesait environ quatre milligrammes et demi. On le voit, la majeure partie du cuivre était restée dans le charbon. Remarquons en passant, que l'on a retiré du foie à peu près 0 gr. 001 d'oxyde de cuivre de plus qu'il n'en avait été introduit dans la substance, en raison de la présence du cuivre normalement contenu dans l'organe. Le fait suivant prouve mieux encore la concentration véritable d'un composé métallique sur le produit de la carbonisation.

II. — 100 grammes de foie humain, auxquels on avait ajouté 0,005 d'oxyde de cuivre, traités par l'acide chlorhydrique, puis par l'acide azotique, ont fourni une faible quantité d'un charbon léger qui a été incinéré presque en entier, puis lavé à l'acide chlorhydrique additionné de quelques gouttes d'acide azotique, et enfin à l'eau bouillante à plusieurs reprises. Le résidu charbonneux, bien qu'extrêmement minime, a donné, après incinération, la presque totalité de l'oxyde de cuivre sur-ajouté. Les liqueurs de lavage n'en renfermaient, au contraire, qu'une très-petite proportion. Le composé cuivrique était donc resté ici fixé sur le charbon jusque près du dernier terme de l'incinération. La quantité d'oxyde de cuivre extrait s'élevait en somme à 0 gr. 006, comme dans le cas précédent. Pour reconnaître si cette concordance était due à l'exactitude des dosages effectués, 100 grammes du même foie ont été incinérés de la même manière sans addition de substance étrangère. On en a retiré rigoureusement 0 gr. 001 d'oxyde de cuivre. Cette proportion existait donc bien réellement à l'état normal dans le foie examiné.

La concentration du métal sur le charbon provenant de la destruction des matières organiques à la chaleur se comprendra, si l'on songe que ce charbon n'est point du charbon pur, mais bien un composé carbo-azoté qui résiste à la chaleur rouge, et dans lequel la matière inorganique reste engagée par voie de combinaison. En effet, à quelque moment de l'incinération que l'on traite ce produit par l'acide chlorhydrique ou par l'eau régale, il s'y dissout partiellement, et leur communique une teinte jaune ambrée assez foncée. Si l'on vient à évaporer cette dissolution à siccité, on y reconnaît toujours la présence de la matière organique à un résidu charbonneux manifeste. Cet état du charbon d'origine animale, signalé déjà

par M. Orfila comme accidentel, est au contraire
constant, quel que soit l'acide employé pour l'obtenir.
C'est là, probablement, l'explication de cette fixation
si énergique des matières salines sur le charbon provenant des substances organiques ; fixation sur laquelle M. Chevreul avait attiré depuis longtemps l'attention des chimistes, et qui, dans ces derniers temps,
a été mentionné en particulier pour l'arsenic et l'a-
cide sulfureux lui-même.

Si la simple carbonisation est tout-à-fait insuffisante comme méthode de recherche des substances
minérales associées aux matières organiques, à plus
forte raison doit-elle faire défaut quand on cherche à
l'appliquer à la séparation des métaux toxiques d'avec
ceux existant naturellement dans les tissus. M. Orfila
conseille, pour résoudre ce problème, de faire bouillir simplement les organes suspects avec l'eau distillée pure ou aiguisée d'acide acétique, et de carboniser
la liqueur. Qu'il nous soit permis de présenter sur
ce point quelques observations. Le savant toxicolo-
giste dont nous avons rapporté l'opinion dit que :
« l'eau bouillante n'attaque pas les métaux *naturelle-*
« *ment* contenus dans le foie, et que *constamment*
« elle dissout une certaine quantité du composé
« plombique ou cuivreux provenant d'un empoison-
« nement » (*Méd. lég.*, 4ᵉ éd., t. III, p. 1070). Cependant il prescrit, pour l'examen de ce décoctum
aqueux, « de le *carboniser, sans l'incinérer* ; car, si
« on l'incinérait, on pourrait retirer le cuivre phy-
« siologique de la matière organique dissoute par
« l'eau » (loc. cit., p. 1066). La décoction aqueuse
renferme donc, contrairement à ce qui est exprimé
dans le premier passage cité, du cuivre et sans doute
aussi du plomb physiologiques. A défaut d'une preuve
directe, implicitement renfermée dans le second passage, on en trouverait une certitude à peu près entière dans les expériences de M. Keller, qui a montré
que l'eau bouillante enlève à la chair musculaire environ les quatre cinquièmes du poids des sels qu'elle

renferme *(Annuaire de chim.*, 1050*)*. Or, l'on ne peut admettre que les composés cuivriques et plombiques résistent seuls à une soustraction aussi considérable. Ceci posé, comment distinguer dans une solution homogène de substances organiques le métal toxique de celui qui ne l'est pas ? *A priori*, ce résultat semble impossible à atteindre. La carbonisation sans incinération est-elle, contre toute attente, capable de remplir ce but ? Cela ne saurait avoir lieu d'une manière nécessaire. En effet, il a été démontré que le cuivre étranger aux tissus peut se fixer sur le charbon venant de leur destruction, aussi bien que celui qui leur appartient normalement. Il est probable que la même chose arrive pour le plomb. Si donc la quantité totale de chacun de ces métaux est assez minime pour que le charbon du décoctum aqueux le retienne en entier, il n'y aura pas même de distinction apparente possible entre les deux états dans lesquels ils se trouvent ; ils resteront confondus en même temps que fixés dans le résidu charbonneux. Si, au contraire, le métal toxique, s'ajoutant à celui contenu naturellement dans les organes, forme une somme de poison assez forte pour que le charbon ne puisse fixer le tout, celui-ci en abandonnera une partie aux lavages, sans que l'on puisse toutefois dire que ce soit plutôt le métal toxique que le métal physiologique qui a été cédé. C'est ainsi que l'on s'explique comment le procédé en question a permis de retrouver le cuivre dans le foie des chiens empoisonnés, tandis qu'il n'en a pas décelé dans celui des animaux non empoisonnés.

Maintenant, faut-il résoudre l'importante question qui a été soulevée à propos du problème de la séparation des métaux toxiques et normaux, savoir : s'il est permis de juger, d'après la quantité de cuivre obtenue dans une expertise médico-légale, que ce métal provient plutôt d'un empoisonnement que de celui qui existe naturellement dans le corps de l'homme ? C'est assurément vers ce terme que doivent tendre tous les efforts des expérimentateurs. Les dosages déjà effectués à la suite des empoisonnements par le plomb et le cuivre, quelques essais qui nous sont propres relativement à la présence de ces mêmes métaux dans le système nerveux, nous donnent la conviction que, dans l'immense majorité des cas, la proportion de ceux-ci qui sera reconnue incompatible avec la vie, s'élèvera bien au-dessus du maximum contenu physiologiquement dans l'économie. La distinction sera alors facile et certaine. Si pourtant dans quelques cas exceptionnels, la quantité du métal trouvée vient à dépasser faiblement ce maximum, il y aura doute, mais un doute qui sera inévitable et éclairé par des données positives, au lieu d'être basé sur un procédé de recherche incertain. L'objection qui consiste à dire que l'on ne sait rien de satisfaisant sur les quantités de cuivre et de plomb naturellement contenues dans nos viscères, n'a qu'une valeur relative à l'état actuel de nos connaissances, et ne dispense pas d'adopter un mode d'expertise rationnel. Il suffira de recherches précises pour acquérir sur ce point des notions d'une utilité pratique. Cet espoir, déjà formulé par M. Brachet, dans son traité de la colique de plomb (Lyon 1830), est assurément beaucoup plus fondé encore que ne paraît l'exprimer ce savant auteur en rendant compte de l'état de la science sur cette matière.

La carbonisation est, malgré ce qui vient d'en être dit, une opération qu'il importe de conserver et même de pratiquer avec méthode et précision; car elle est le terme nécessaire par lequel on doit souvent passer avant d'arriver à l'incinération. C'est sous ce point de vue qu'il convient de l'envisager maintenant. On l'a effectuée surtout à l'aide des acides, principalement des acides sulfurique, azotique, et de l'eau régale; ou bien à l'aide de la potasse, du carbonate de potasse, de la chaux, etc., etc. Les acides sont toujours préférables aux autres réactifs, puisqu'ils sont complètement volatils et qu'ils n'offrent pas, ainsi qu'on l'a déjà fait observer, l'inconvénient d'introduire dans la masse à examiner une trop grande proportion de matières salines. Celles-ci rendent l'incinération impossible ou très-difficile, et peuvent gêner beaucoup pendant le cours des opérations subséquentes.

Le choix des acides employés à la carbonisation n'est point indifférent. Il est inutile de rappeler tout ce qui a été dit sur les avantages et les inconvénients de l'acide sulfurique : la nécessité de chasser l'acide à une température trop élevée; les causes d'erreur naissant de la formation de chlorures volatils par suite de l'action de l'acide sulfurique sur les chlorures alcalins contenus dans les corps d'origine organique, ou celles résultant de la présence de l'acide sulfureux dans le charbon; les embarras attachés à l'évaporation d'une grande quantité d'acide sulfurique quand il s'agit de traiter des masses de matières un peu considérables; toutes ces raisons, jointes aux difficultés et aux complications d'une carbonisation par cet acide faite en vase clos, si l'on tient à éviter les principaux écueils de son emploi à l'air, toutes ces raisons, disons-nous, et d'autres moins graves, ont souvent fait préférer d'autres procédés à celui-ci, malgré sa simplicité et son exactitude quand il est manié avec habileté. Il faut ajouter à cela que le charbon produit par l'acide sulfurique est en plus grande proportion, et que sa compacité le rend moins facile et plus long à incinérer que celui obtenu par d'autres agents carbonisateurs.

La carbonisation par l'acide azotique, proposée par M. Orfila, n'offre pas, ainsi que l'a observé M. Filhol, le danger de perte provenant de la présence des chlorures, parce que ceux-ci forment avec l'acide azotique une espèce d'eau régale qui change l'acide arsénieux en acide arsénique. Ce même acide a l'avantage d'attaquer directement les sulfures, inattaquables par l'acide sulfurique, et de les convertir en composés quelquefois plus fixes et facilement solubles. En outre, il détruit une assez forte proportion de la matière organique avant le

terme de la carbonisation ; quoique, cependant. cette
action ne porte que lentement et très-difficilement sur
les parties grasses. D'un autre côté, l'acide azotique
expose à une déflagration que l'on n'évite pas toujours
à la fin de l'opération, et qui amène une perte très-
notable des parties volatiles et même des parties fixes
entraînées par le mouvement rapide des gaz violem-
ment produits. On empêche cet accident, selon
M. Filhol, en ajoutant à la masse dix à quinze gouttes d'acide sulfurique avant la dessiccation.

La carbonisation par l'eau régale a une supériorité
marquée sur les procédés par l'acide sulfurique ou
par l'acide azotique, lorsqu'elle est exécutée métho-
diquement. A cet effet, on divise et on broie la matière organique le plus exactement possible ; on l'introduit dans un ballon d'une capacité au moins triple
du mélange qu'il doit contenir, et l'on ajoute moitié
en poids d'acide chlorhydrique. Le tout est mis à di-
gérer à une température de 60 à 80° centigrades,
jusqu'à dissolution à peu près complète, ou tout au
moins jusqu'à ce que la matière organique, réduite
en particules très-tenues, forme avec le liquide un
mélange homogène. On verse alors de l'acide azotique concentré par petites parties, jusqu'à ce que la
liqueur, devenue limpide, ait acquis une teinte jaune
ambrée plus ou moins claire, et qu'elle soit surnagée
par une résine liquide d'une couleur et d'un aspect
uniformes. On laisse alors refroidir entièrement, pour
permettre à la résine de se solidifier ; on décante le
liquide dans une capsule de porcelaine d'une assez
grande dimension, et on lave à plusieurs reprises à
l'eau chaude la résine restée dans le ballon. Celle-ci
peut être alors rejetée comme ne renfermant que
des traces insignifiantes de parties organiques, ainsi
que nous avons eu occasion de le constater. La dissolution chloro-azotique est évaporée à un feu mo-
déré, et l'on a soin d'y verser, chaque fois que la
couleur devient trop foncée, quelques gouttes d'acide
azotique ou d'acide chlorhydrique, suivant que l'un ou

l'autre manque dans la liqueur, de façon à maintenir la teinte jaune clair primitive. A l'aide de cette précaution, la réduction du liquide s'accompagne d'une attaque permanente de la substance organique, et la quantité de charbon à incinérer est notablement diminuée. Il arrive un moment où la masse, devenue plus épaisse, brunit et noircit rapidement, malgré l'addition de l'acide azotique. On cesse alors d'ajouter de l'acide, et l'on continue l'évaporation jusqu'à la carbonisation. La liqueur s'épaissit de plus en plus, devient sirupeuse et noirâtre, puis se boursoufle en se transformant peu à peu en un charbon léger et poreux. C'est ce dernier que l'on soumet finalement à l'incinération. Dissolution rapide et complète de la matière organique, attaque profonde de celle-ci, s'effectuant plus aisément sur les parties grasses qu'avec l'acide azotique seul, et se continuant pendant l'évaporation elle-même; élimination de la résine à peu près exempte de parties salines, production d'un charbon léger, facile à réduire en cendres, et moins abondant que lors de l'emploi des autres méthodes : tels sont les avantages de la carbonisation chloro-azotique faite en vue de l'incinération. Ce procédé n'expose point à des pertes sensibles dues à l'entraînement de chlorures volatils par les gaz dégagés pendant la réaction, car cet entraînement peut être prévenu en adaptant au ballon, d'après le conseil de M. Abreu, un tube recourbé qui se rend au fond d'une éprouvette contenant un peu d'eau. L'acide azotique est, dans ce cas, versé par un tube en S.

L'incinération, pour les cas où elle est possible, est, sans contredit, le meilleur moyen de séparer les matières organiques des matières minérales, puisqu'elle consiste à faire disparaître jusqu'aux dernières traces des premières. Elle peut être précédée de la carbonisation, et s'effectuer alors sur le charbon obtenu; ou bien elle peut, à l'aide d'agents de combustion énergiques, s'opérer directement sur la substance organique convenablement desséchée. On a été à même d'apprécier les raisons qui doivent faire préférer la carbonisation chloro-azotique à toute autre; quoi qu'il en soit, la masse charbonneuse une fois produite, est ordinairement brûlée au contact de l'air.

L'incinération à l'air libre est simple et commode; mais elle est susceptible d'erreurs causées par la volatilisation ou l'entraînement mécanique des parties inorganiques pendant la combustion. La perte qui en résulte devient très-sensible lorsque l'opération se prolonge; car l'on remarque que bien des corps qui paraisssent peu volatils quand on les soumet quelques instants à une chaleur très-vive, perdent néanmoins une portion notable de leur poids par l'application d'une température moins élevée, mais longtemps continuée. Il suffit, pour avoir une idée de l'importance de ce fait, de tenir une lame de platine au-dessus de la capsule où se fait l'incinération; on voit le métal se recouvrir assez rapidement d'une couche blanchâtre qui augmente graduellement avec le temps. Ce phénomène de volatilisation se remarque également pour certaines substances métalliques, dans des conditions où elles sembleraient devoir être tout-à-fait fixes. Par exemple, quand on décompose l'azotate de cuivre à la chaleur, une partie de la base distille avec l'eau et l'acide qui s'échappent. De même, quand on dose l'acide de ce sel, à quelque degré de saturation qu'il soit, en le calcinant au rouge, on trouve toujours un léger déficit dans la proportion de base, parce que celle-ci a été partiellement entraînée par les vapeurs nitreuses. Les pertes qui accompagnent l'incinération à l'air libre doivent donc faire préférer la combustion dans un tube de porcelaine, toutes les fois que ce procédé est applicable et que l'on tient à des résultats d'une extrême précision.

Il existe de nombreux procédés d'incinération où tous les éléments de la matière organique sont soumis en même temps à l'action d'un corps comburant très-puissant; mais on s'accorde généralement à reconnaître que l'emploi du sel de nitre, dû aux beaux travaux de M. Orfila, est le meilleur moyen d'arriver, pour les essais toxicologiques, à un degré d'exactitude suffisant. Cependant, il laisse échapper par volatilisation ou entraînement mécanique une portion notable de poison à déceler. C'est ce qui a été reconnu pour l'arsenic, et qui est peut-être vrai pour les substances les plus fixes. Quoique la perte, d'après M. Filhol, puisse être négligée dans le cas de l'arsenic, quand le nitre est exempt de chlorures alcalins, il vaut mieux la prévenir, soit, comme le conseille ce dernier chimiste, en employant une assez grande quantité de sel, soit en ajoutant au mélange trois à quatre fois son poids de carbonate de soude sec (Péligot, *Additions au traité d'analyse chimique de H. Rose*). En tous cas, l'usage du nitre nécessite l'essai préalable de ce sel, pour s'assurer qu'il ne contient aucune trace de la substance à rechercher ; il fournit un résidu salin abondant si l'on a brûlé des masses un peu volumineuses de matières organiques; il oblige au traitement de ce résidu par l'acide sulfurique, tantôt pour chasser les composés nitreux qu'il renferme, tantôt pour en éliminer la potasse, à l'état de sulfate, par cristallisation. Toutes ces précautions, qui sont faciles à prendre avec de faibles quantités de matières organiques, allongent beaucoup les manipulations, dès que la masse à traiter est considérable. Elle constituent alors de véritables embarras, que la pratique fait sentir d'une manière incontestable. En résumé, l'opération par le nitre est longue et minutieuse; elle ne rend de services indispensables que dans les circonstances où les parties animales à examiner sont dans un état de putréfaction trop avancé pour pouvoir subir un autre traitement.

Dissolution. —La transformation des matières organiques suspectes en un liquide plus ou moins clair et limpide, au sein duquel on puisse reconnaître directement une substance minérale quelconque, est le principe le plus simple que l'on soit à même d'appliquer à des recherches de cette nature. Il n'est donc pas étonnant que cette donnée, toutes les fois qu'elle est exécutable, serve de base à des procédés analytiques précieux. Malheureusement, beaucoup de réactions, même des plus nettes, sont entravées par la présence des éléments organiques dans les liquides, ou par la nature des agents employés à la dissolution. Au sein de semblables milieux, non-seulement les caractères des alcalis et des terres sont pour la plupart entièrement masqués, mais la séparation des métaux, par les moyens ordinairement les plus efficaces, devient souvent impossible. On en verra plus loin la preuve. Les procédés par voie de dissolution seront donc d'autant plus avantageux, qu'ils feront subir à la matière organique une action de destruction plus avancée et en même temps plus rapide. C'est pour cela que la simple dissolution dans l'acide sulfurique ou dans l'acide chlorhydrique, bien que très-prompte, est si insuffisante. Celle qui s'opère à l'aide de l'acide azotique s'accompagne d'une attaque de la substance qui est, à la vérité, assez profonde, mais lente et encore bien incomplète, surtout lorsque l'on traite des tissus riches en parties grasses. En outre, l'acide azotique dominant dans la liqueur, s'oppose le plus généralement à l'usage que l'on pourrait faire de celle-ci.

M. Lassaigne a proposé l'emploi simultané de l'acide sulfurique et de l'acide azotique. Ce moyen exige une grande proportion des deux acides, dont l'un, l'acide sulfurique, ne fournissant aucun élément comburant à la matière organique, reste intact dans le liquide, et peut être la cause d'un grand embarras, si ce dernier est destiné à l'appareil de Marsh. La couleur noirâtre de la dissolution, même après l'addition d'un grand excès d'acide azotique, montre d'ailleurs que l'altération des substances qu'il s'agit de détruire n'est pas poussée ici aussi loin qu'elle pourrait l'être. De nombreux essais nous ont prouvé que cette teinte foncée coïncide toujours avec l'existence d'une forte proportion de matière organique qui se sépare au milieu des réactions les plus diverses, et en trouble alors complètement la marche. C'est ce qui arrive, par exemple, pour la précipitation du mercure par le cuivre, du cuivre par le fer, de l'arsenic, du cuivre et du plomb par l'acide sulfurique, au milieu des liqueurs ainsi fortement colorées.

L'acide chlorhydrique est assurément le dissolvant le plus commode des tissus animaux : il les désagrège facilement, les dissout avec rapidité, surtout à une température de 60 à 80°, peut en être séparé en majeure partie par l'ébullition une fois la liquéfaction opérée, et leur cède enfin au besoin, avec le concours des oxydants, un élément très-profondément destructeur. Ainsi son emploi, combiné avec celui des agents puissants d'oxydation , doit-il être préféré à celui de tout autre dissolvant.

Le mode de dissolution par l'acide chlorhydrique et le chlorate de potasse, indiqué par M. Millon en vue de la recherche de l'antimoine, et généralisé par M. Abreu, est un modèle de netteté d'exécution dans ce genre d'opérations. Toutefois, il semble pouvoir être heureusement modifié par la substitution de l'acide azotique au chlorate de potasse, en opérant comme il a été dit en parlant de la carbonisation chloro-azotique. On a soin, en ce cas, après avoir dissous la substance à examiner dans la moitié de son poids d'acide chlorhydrique, de n'ajouter l'acide azotique que par petites parties, jusqu'au moment où la teinte jaune ambrée est la plus claire possible, et en quantité telle, qu'il ne reste point en excès une fois la dissolution terminée dans le ballon. A ce qui a été dit plus haut des avantages de ce procédé, il faut ajouter que l'acide azotique est plus facile à introduire à travers un tube, pendant tout le temps de l'attaque, que les cristaux de chlorate de potasse, selon la pratique de M. Abreu. Lorsque l'addition de cet acide est convenablement ménagée, il se décompose au fur et à mesure qu'il se trouve en présence de la matière animale et de l'acide chlorhydrique, de telle sorte que la dissolution peut être portée directement dans l'appareil de Marsh. Le chlorate de potasse, au contraire, donne une liqueur qui doit être traitée par l'acide sulfhydrique avant d'être versé dans cet appareil, quand on recherche l'arsenic ou l'antimoine. Nous avons, à plusieurs reprises, suivi le procédé de dissolution chloro-azotique, afin de découvrir des traces d'arsenic dans le cerveau ou dans d'autres organes, et chaque fois le liquide a pu servir immédiatement à la production d'un anneau et de taches arsenicales. La même dissolution a été employée avec succès pour la précipitation du mercure métallique par le cuivre, ce qui ne serait pas possible en présence du chlore ou de l'acide chloreux.

Il est cependant bien des réactions qui ne peuvent se passer au sein de la liqueur chloro-azotique. Ainsi, la précipitation de l'arsenic, du plomb et du cuivre par l'acide sulfhydrique, y est incomplète ou nulle. La raison en est, pour l'arsenic, que ce corps y existe sans doute à l'état d'acide arsénique, dont la transformation en sulfure par l'acide sulfhydrique est si lente et si incertaine. Quant au plomb, l'expérience suivante montre qu'un courant de ce gaz ne le sépare pas d'une liqueur acide, qu'elle soit ou non chargée de substances organiques : 20 grammes d'eau distillée, mêlés à un cinquième d'acide chlorhydrique, et tenant en dissolution 0 gr. 05 d'azotate de plomb, ont été soumis pendant trois heures à un courant de gaz sulfhydrique, sans donner la moindre trace de sulfure. Avec le cuivre, ceci n'a pas lieu ; mais la présence des matières animales entrave manifestement sa précipitation. En effet, le foie d'un chien empoisonné par 2 grammes de sulfate de cuivre, et traité par les acides chlorhydrique et azotique, a fourni une liqueur de laquelle un courant d'acide sulfhydrique n'a isolé que des traces de cuivre, tandis que, après carbonisation et incinération, on en a extrait une quantité très-notable de ce métal.

Ces faits démontrent combien il est dangereux de chercher à généraliser, comme l'a fait M. Abreu, la méthode de dissolution, si parfaite qu'elle soit, et surtout de l'associer au procédé de précipitation par l'acide sulfhydrique. En général, elle ne doit être que le préliminaire de la carbonisation faite elle-même en vue de l'incinération. Seule, elle n'est possible que pour les cas spéciaux où les réactions ne sont point masquées par la présence des matières organiques ou de l'acide chlorhydrique, c'est-à-dire pour la recherche de l'arsenic, de l'antimoine et du mercure. Il est heureux, à cet égard, qu'elle suffise pour les poisons volatils, dont l'incinération amènerait nécessairement la perte. M. Gaultier de Claubry, qui a le mieux précisé, dans ces derniers temps, les détails relatifs à l'emploi simultané des acides chlorhydrique et azotique, recommande, après que la dissolution a été obtenue, de la décomposer par l'acide sulfurique, si elle est destinée à l'appareil de Marsh. Il nous a semblé que ce temps d'opérations était tout-à-fait inutile. Quant à l'usage de la pile dans le but de précipiter à la fois tous les métaux, il est embarrassant, force à recourir à des appareils spéciaux plus ou moins longs à installer et à faire fonctionner, et ne peut entrer en comparaison avec la simple incinération pour les substances fixes, la dissolution chloro-azotique et l'appareil de Marsh pour l'arsenic et l'antimoine, cette même dissolution et la lame de cuivre pour le mercure.

Le procédé de destruction par le chlore est trop long et trop compliqué, quoique sa précision l'ait fait quelquefois adopter. La mise en activité d'un appareil de chlore, l'assujétissement auquel oblige le maintien d'un courant de ce gaz pendant quatre, six et huit heures consécutives à travers une masse en bouillie, le traitement du liquide filtré par l'acide sulfureux, puis par un courant d'acide sulfhydrique, les précautions nécessaires pour recueillir le sulfure arsenical et le transformer en une combinaison soluble, tous ces préliminaires, avant d'arriver à l'appareil de Marsh, exigent une certaine habileté manuelle et un temps considérable. M. Jaquelain, à qui est dû ce procédé, a proposé, il est vrai, de faire bouillir les liqueurs immédiatement après l'action du chlore et de les jeter dans l'appareil de Marsh; mais on n'évite point ainsi le pénible et fastidieux traitement par le chlore, et rien ne garantit qu'il n'y ait pas de perte d'arsenic pendant l'ébullition de l'acide arsénique en présence du chlore et de l'acide chlorhydrique.

En résumant les principes développés dans ce mémoire, on arrive à conclure:

1° Que lorsqu'il s'agit de découvrir des matières minérales au milieu des substances organiques, la carbonisation de ces dernières est un terme de destruction insuffisant en raison de la fixation et de la *concentration* des parties salines sur le composé carbo-azoté fixe qui en résulte.

2° Que la même opération, appliquée au décoctum aqueux des tissus animaux, est également impropre à la séparation du cuivre et du plomb toxiques d'avec le cuivre et le plomb existant naturellement dans l'économie, et qu'il est de toute nécessité, pour résoudre le problème médico-légal qui s'y rattache, de recourir au dosage des métaux en question.

3° Que la carbonisation est néanmoins le préliminaire indispensable de l'incinération faite au moyen de l'air atmosphérique, et que le procédé le plus convenable pour l'effectuer repose sur l'emploi méthodique et simultané des acides chlorhydrique et azotique.

4° Que l'incinération à l'air libre, ou mieux dans un appareil fermé traversé par un courant d'air ou d'oxygène, est aujourd'hui le procédé, à la fois simple et facile, capable de fournir les indications les plus précises sur la présence et la proportion des matières

minérales fixes renfermées physiologiquement ou
accidentellement dans les tissus.

5° Que la méthode de dissolution chloro-azotique
est, au contraire, aisément et directement applicable
à la recherche des composés d'antimoine, d'arsenic
et de mercure, que leur volatilité empêcherait d'iso-
ler par voie d'incinération, et dont les réactions ca-
ractéristiques peuvent, par une heureuse circons-
tance, se passer au sein des liqueurs obtenues à l'aide
de cette méthode.

FIN.